Vorwort

Natürliche Schönheit! Wer träumt nicht davon? Viele
allergische Reaktionen werden durch die heutige
Kosmetik ausgelöst. Oft sind Silikone, viele
Konservierungsstoffe, Farb- und Geruchsstoffe enthalten.
Wir bekommen Schuppen, brüchiges Haar, oder gar
Schuppenflechte.
Dieses Buch soll zeigen, wie man auf einfacher Art und
Weise Kosmetik mit dem Thermomix TM 31 herstellen
kann. Alle Rezepte sind aber auch auf den Thermomix
TM 21 abwandelbar.

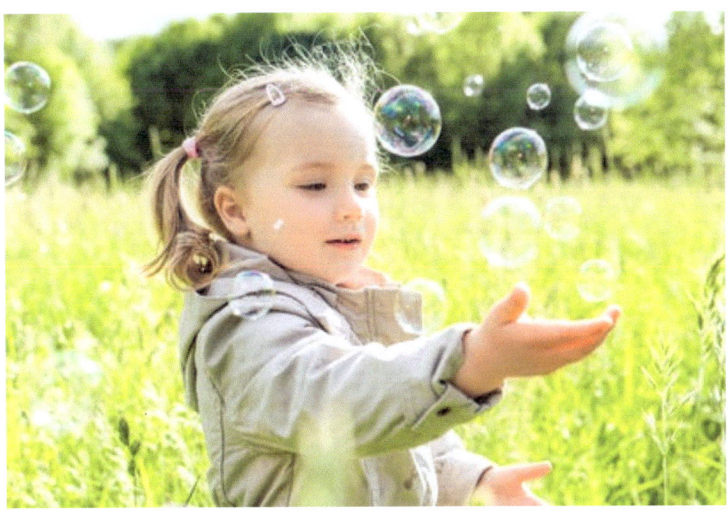

Es sind keine komplizierten Rezepte. Alles ist sehr leicht
nachzuarbeiten. Zudem sparen Sie noch Geld, wenn Sie
bedenken, wie teuer Naturkosmetik ist. Auf dieses Buch

bin ich gekommen, da meine Kinder allesamt Reaktionen auf verschiedene Shampoos zeigten. Sie hatten kaum wegzubekommende Ablagerungen auf der Kopfhaut, Schuppen und kleine Bläschen auf der Haut. Da ich gesamt vier Kinder habe, konnte das ja kein Zufall sein. Ich fing damit an, meine Kosmetik selber herzustellen und die Probleme lösten sich.

Ich würde mich sehr freuen, wenn ich Ihnen mit meinem Buch helfen kann.

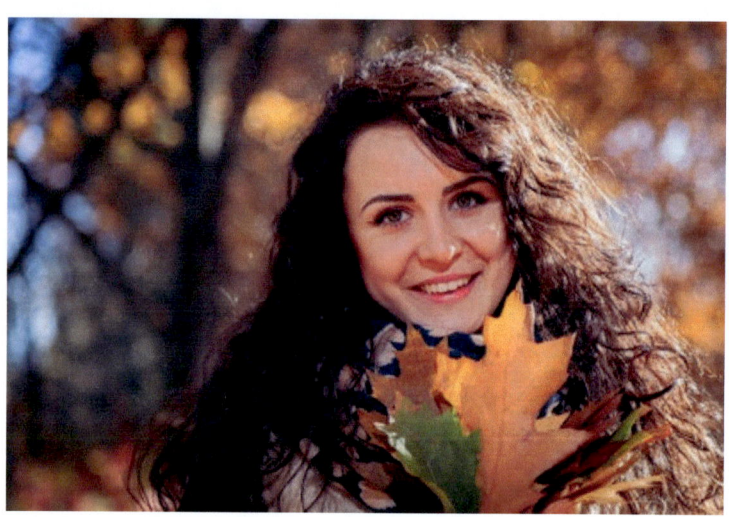

Inhaltsangabe

Vorwort

<u>Shampoo</u>

Lavendelshampoo
Shampoo für rotes Haar
Rosmarinshampoo
Antiseptisches Nelkenshampoo
Orangenshampoo
Teebaumölshampoo
Birkenblätter Shampoo
Brennnessel Shampoo
Kamillenspülung

<u>Haarspülungen</u>

Kamillenspülung
Brennnesselspülung
Pfefferminzspülung
Rosmarinspülung
Schwarzteespülung
Zitronenspülung
Thymian Zitronenspülung
Lavendel Spülung
Honig Spülung
Walnussschalen Spülung
Henna Spülung
Amla Spülung

Gesichtscreme

Kamillen Creme
Pfefferminz Creme
Rosenblätter Creme
Birkenblätter Honig Creme

Körperöl

Rosen Körperöl
Lavendel Körperöl
Zitronen Körperöl
Pfefferminz Körperöl

Deo

Pfefferminz Deo
Zitronen Deo
Grüntee Deo
Lavendel Deo
Vanille Deo
Orangen Deo
Rosen Deo

Gesichtswasser

Lavendel Gesichtswasser
Pfefferminz Gesichtswasser
Kamillen Gesichtswasser

Nachtrag zum Impressum
(Copyright Bilder)

Shampoo

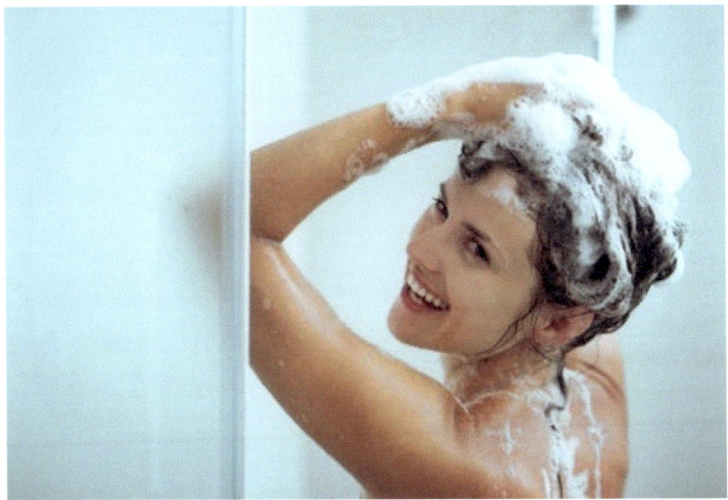

Shampoos kann man ganz einfach selber herstellen.
Wenn Sie ein bestimmtes Öl nicht haben, oder eine
Tinktur, können Sie es mit einer anderen kombinieren.
Einfach alles in hübsche Fläschchen umfüllen und wie
gewohnt benutzen. Ich empfehle Ihnen zur Haarpflege
eine Bürste mit Naturborsten. Sie verhindert das Brechen
der Haare beim kämmen. Das Haar sollte auch immer
erst etwas unter einem Handtuch trocknen, bis es
gekämmt wird.

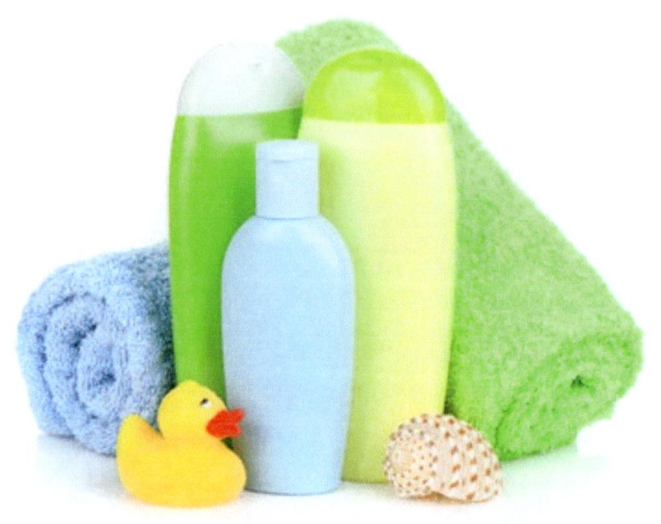

Lavendelshampoo

Zutaten
30 g Lavendelblüten
450 g destilliertes Wasser
20 g Kernseife
30 ml Lavendelblütentinktur
10 Tropfen ätherisches Lavendel Öl
1 TL Olivenöl

Zubereitung
200 ml destilliertes Wasser in den Mixtopf geben. Nun die Lavendelblüten hinzugeben und alles 16 Minuten / 100 Grad/ Stufe 2. Die Mischung durch ein Haarsieb filtern und die Flüssigkeit auffangen. Nun das restliche destillierte Wasser in den Mixtopf geben. Die Kernseife hineinfüllen. Auf Stufe 5/ 1 Minute durchmischen. Bei 100 Grad/ Stufe 2/ 15 Minuten erhitzen. Alles abkühlen lassen. Nun alle Zutaten zusammen in den Mixtopf geben, auch den Auszug. Auf Stufe 5/ 1 Minute mischen. Umfüllen und wie gewohnt das Haar damit waschen.

Shampoo für rotes Haar

Zutaten
30 g Henna rot
450 g destilliertes Wasser
20 g Kernseife
30 ml Kamillentinktur
1 TL Olivenöl

Zubereitung
200 ml destilliertes Wasser in den Mixtopf geben. Nun das Hennapulver hinzugeben und alles 16 Minuten / 100 Grad/ Stufe 2. Die Mischung durch ein Haarsieb filtern und die Flüssigkeit auffangen. Nun das restliche destillierte Wasser in den Mixtopf geben. Die Kernseife hineinfüllen. Auf Stufe 5/ 1 Minute durchmischen. Bei 100 Grad/ Stufe 2/ 15 Minuten erhitzen. Alles abkühlen lassen. Nun alle Zutaten zusammen in den Mixtopf geben, auch den Auszug. Auf Stufe 5/ 1 Minute mischen. Umfüllen und wie gewohnt das Haar damit waschen.

Rosmarinshampoo

Zutaten
30 g getrockneter Rosmarin
450 g destilliertes Wasser
20 g Kernseife
30 ml Rosmarintinktur
10 Tropfen ätherisches Rosmarinöl
1 TL Rizinusöl

Zubereitung
200 ml destilliertes Wasser in den Mixtopf geben. Nun
Rosmarin hinzugeben und alles 16 Minuten / 100 Grad/
Stufe 2. Die Mischung durch ein Haarsieb filtern und die
Flüssigkeit auffangen. Nun das restliche destillierte
Wasser in den Mixtopf geben. Die Kernseife hineinfüllen.
Auf Stufe 5/ 1 Minute durchmischen. Bei 100 Grad/
Stufe 2/ 15 Minuten erhitzen. Alles abkühlen lassen. Nun
alle Zutaten zusammen in den Mixtopf geben, auch den
Auszug. Auf Stufe 5/ 1 Minute mischen. Umfüllen und
wie gewohnt das Haar damit waschen.

Lavendelshampoo

Zutaten
30 g Nelken getrocknet
450 g destilliertes Wasser
20 g Kernseife
10 Tropfen ätherisches Nelkenöl
1 TL Kokosöl

Zubereitung
200 ml destilliertes Wasser in den Mixtopf geben. Nun die Nelken hinzugeben und alles 16 Minuten / 100 Grad/ Stufe 2. Die Mischung durch ein Haarsieb filtern und die Flüssigkeit auffangen. Nun das restliche destillierte Wasser in den Mixtopf geben. Die Kernseife hineinfüllen. Auf Stufe 5/ 1 Minute durchmischen. Bei 100 Grad/ Stufe 2/ 15 Minuten erhitzen. Alles abkühlen lassen. Nun alle Zutaten zusammen in den Mixtopf geben, auch den Auszug. Auf Stufe 5/ 1 Minute mischen. Umfüllen und wie gewohnt das Haar damit waschen.

Orangenshampoo

Zutaten
30 g Orangenschalen
450 g destilliertes Wasser
20 g Kernseife
1 TL Olivenöl

Zubereitung

Die Fruchtsäure der Orangen sorgt für eine intakte
Schuppenschicht. Das hilft dabei, Spliss und Haarbruch
vorzubeugen.
200 ml destilliertes Wasser in den Mixtopf geben. Nun
die Orangenschalen hinzugeben und alles 16 Minuten /
100 Grad/ Stufe 2. Die Mischung durch ein Haarsieb
filtern und die Flüssigkeit auffangen. Nun das restliche
destillierte Wasser in den Mixtopf geben. Die Kernseife
hineinfüllen. Auf Stufe 5/ 1 Minute durchmischen. Bei
100 Grad/ Stufe 2/ 15 Minuten erhitzen. Alles abkühlen
lassen. Nun alle Zutaten zusammen in den Mixtopf geben,
auch den Auszug. Auf Stufe 5/ 1 Minute mischen.
Umfüllen und wie gewohnt das Haar damit waschen.

Teebaumölshampoo

Zutaten
300 g destilliertes Wasser
20 g Kernseife
20 Tropfen Teebaumöl
1 TL Olivenöl

Zubereitung
Teebaumölshampoo hilft gegen Schuppen.
Das destillierte Wasser in den Mixtopf geben. Die
Kernseife hineinfüllen. Auf Stufe 5/ 1 Minute
durchmischen. Bei 100 Grad/ Stufe 2/ 15 Minuten
erhitzen. Alles abkühlen lassen. Nun alle Zutaten
zusammen in den Mixtopf geben. Auf Stufe 5/ 1 Minute
mischen. Umfüllen und wie gewohnt das Haar damit
waschen. Bei Schuppenproblemen würde ich davon
abraten, zusätzliche Duftstoffe hinzuzufügen, denn diese
könnten die Kopfhaut zusätzlich belasten.

Birkenblätter Shampoo

Zutaten
30 g Birkenblätter getrocknet
450 g destilliertes Wasser
20 g Kernseife
10 Tropfen ätherisches Öl nach Wahl
1 TL Kokosöl

Zubereitung
Dieses Shampoo sorgt für eine gute Durchblutung der
Kopfhaut und hilft bei stark fettendes Haar.
200 ml destilliertes Wasser in den Mixtopf geben. Nun
die Birkenblätter hinzugeben und alles 16 Minuten / 100
Grad/ Stufe 2. Die Mischung durch ein Haarsieb filtern
und die Flüssigkeit auffangen. Nun das restliche
destillierte Wasser in den Mixtopf geben. Die Kernseife
hineinfüllen. Auf Stufe 5/ 1 Minute durchmischen. Bei
100 Grad/ Stufe 2/ 15 Minuten erhitzen. Alles abkühlen
lassen. Nun alle Zutaten zusammen in den Mixtopf geben,
auch den Auszug. Auf Stufe 5/ 1 Minute mischen.
Umfüllen und wie gewohnt das Haar damit waschen.

Brennnessel Shampoo

Zutaten
30 g Brennnessel getrocknet
450 g destilliertes Wasser
20 g Kernseife
10 Tropfen ätherisches Öl nach Wahl
1 TL Olivenöl

Zubereitung
Brennnessel Shampoo hilft gegen Schuppen und fettendes Haar. 200 ml destilliertes Wasser in den Mixtopf geben. Nun die Brennnesseln hinzugeben und alles 16 Minuten / 100 Grad/ Stufe 2. Die Mischung durch ein Haarsieb filtern und die Flüssigkeit auffangen. Nun das restliche destillierte Wasser in den Mixtopf geben. Die Kernseife hineinfüllen. Auf Stufe 5/ 1 Minute durchmischen. Bei 100 Grad/ Stufe 2/ 15 Minuten erhitzen. Alles abkühlen lassen. Nun alle Zutaten zusammen in den Mixtopf geben, auch den Auszug. Auf Stufe 5/ 1 Minute mischen. Umfüllen und wie gewohnt das Haar damit waschen.

Haarspülungen

Meine Haarspülungen basieren immer auf eine Säure wie
Essig, Tee, oder Zitrone, um die Schuppenschicht des
Haares zu schließen. Viele fertige Spülungen enthalten
Silikone, die die Poren der Kopfhaut verschließen und für
Haarausfall sorgen. Hier wird bewusst auf zu viele
verschiedene Stoffe verzichtet, um die Kopfhaut gesund
zu erhalten. Die Spülungen werden so wie normale
Spülungen gründlich wieder ausgespült.

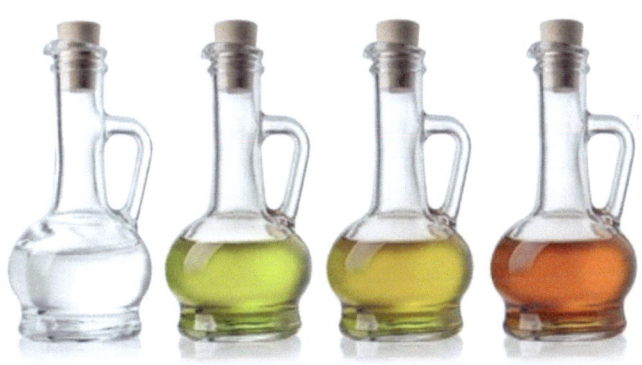

Kamillenspülung

Zutaten
500 g Apfelessig
500 g Wasser
100 g Kamille

Zubereitung
Die Kamillenspülung hat eine leicht aufhellende
Wirkung und verleiht einen leichten Goldton.

Alle Zutaten in den Mixtopf geben und bei 100 Grad / 18
Minuten / Stufe 2 erwärmen. Abkühlen lassen und
umfüllen. Alles eine Woche lang durchziehen lassen.
Dann durch einen Kaffeefilter filtern und in hübsche
Fläschchen füllen. Wie gewohnt verwenden.

Brennnesselspülung

Zutaten
500 g Apfelessig
500 g Wasser
100 g Brennnesseln getrocknet

Zubereitung
Diese Spülung wirkt desinfizierend und
entzündungshemmend. Alle Zutaten in den Mixtopf
geben und bei 100 Grad / 18 Minuten / Stufe 2 erwärmen.
Abkühlen lassen und umfüllen. Alles eine Woche lang
durchziehen lassen. Dann durch einen Kaffeefilter filtern
und in hübsche Fläschchen füllen. Wie gewohnt
verwenden.

Pfefferminzspülung

Zutaten
500 g Apfelessig
500 g Wasser
100 g Pfefferminz getrocknet

Zubereitung
Eine Haarspülung, die für eine gute Durchblutung der Kopfhaut sorgt. Sehr erfrischend.
Alle Zutaten in den Mixtopf geben und bei 100 Grad / 18 Minuten / Stufe 2 erwärmen. Abkühlen lassen und umfüllen. Alles eine Woche lang durchziehen lassen. Dann durch einen Kaffeefilter filtern und in hübsche Fläschchen füllen. Wie gewohnt verwenden.

Rosmarinspülung

Zutaten
500 g Apfelessig
500 g Wasser
100 g Rosmarin

Zubereitung
Zur Verminderung der Talgbildung.
Alle Zutaten in den Mixtopf geben und bei 100 Grad / 18 Minuten / Stufe 2 erwärmen. Abkühlen lassen und umfüllen. Alles eine Woche lang durchziehen lassen. Dann durch einen Kaffeefilter filtern und in hübsche Fläschchen füllen. Wie gewohnt verwenden.

Schwarzteespülung

Zutaten
1000 g Wasser
100 g schwarzer Tee lose

Zubereitung
Diese Spülung eignet sich besonders bei dunklen Haaren.
Sie gerbt das Haar und zieht es zusammen. Somit sorgt es
für eine verminderte Splissbildung.
Alle Zutaten in den Mixtopf geben und bei 100 Grad / 18
Minuten / Stufe 2 erwärmen. Abkühlen lassen und
umfüllen. Alles eine Woche lang durchziehen lassen.
Dann durch einen Kaffeefilter filtern und in hübsche
Fläschchen füllen. Wie gewohnt verwenden.

Zitronenspülung

Zutaten
1000 g Wasser
200 g Zitronensaft
1 Prise Salz

Zubereitung
Für alle Haarstypen.
Alle Zutaten in den Mixtopf geben und bei 100 Grad / 18
Minuten / Stufe 2 erwärmen. Abkühlen lassen und
umfüllen. Wie gewohnt verwenden.

Thymian Zitronenspülung

Zutaten
500 g Zitronensaft
500 g Wasser
100 g Thymian

Zubereitung
Diese Spülung wirkt gegen Schuppen. In Verbindung mit
dem Zitronensaft kann diese Spülung leicht aufhellend
wirken.Alle Zutaten in den Mixtopf geben und bei 100
Grad / 18 Minuten / Stufe 2 erwärmen. Abkühlen lassen
und umfüllen. Alles eine Woche lang durchziehen lassen.
Dann durch einen Kaffeefilter filtern und in hübsche
Fläschchen füllen. Wie gewohnt verwenden.

Lavendel Spülung

Zutaten
500 g Apfelessig
500 g Wasser
100 g Lavendelblüten

Zubereitung
Lavendel wirkt beruhigend und antiseptisch.
Alle Zutaten in den Mixtopf geben und bei 100 Grad / 18
Minuten / Stufe 2 erwärmen. Abkühlen lassen und
umfüllen. Alles eine Woche lang durchziehen lassen.
Dann durch einen Kaffeefilter filtern und in hübsche
Fläschchen füllen. Wie gewohnt verwenden.

Honigspülung

Zutaten
500 g Apfelessig
500 g Wasser
100 g Honig

Zubereitung
Honig hat eine leicht aufhellende Wirkung, daher wird
diese Spülung nicht für schwarze Haare empfohlen.
Alle Zutaten in den Mixtopf geben und bei 100 Grad / 18
Minuten / Stufe 2 erwärmen. Abkühlen lassen und
umfüllen. Alles eine Woche lang durchziehen lassen.
Wie gewohnt verwenden.

Walnussschalen Spülung

Zutaten
500 g Apfelessig
500 g Wasser
100 g Walnussschalen

Zubereitung
Gibt braunen Haaren einen rötlichen Schimmer.
Alle Zutaten in den Mixtopf geben und bei 100 Grad / 18
Minuten / Stufe 2 erwärmen. Abkühlen lassen und
umfüllen. Alles eine Woche lang durchziehen lassen.
Dann durch einen Kaffeefilter filtern und in hübsche
Fläschchen füllen. Wie gewohnt verwenden.

Henna Spülung

Zutaten
500 g Apfelessig
500 g Wasser
100 g neutrales Henna

Zubereitung
Henna stärkt die Haarwurzeln und vermindert die
Schuppenbildung. Alle Zutaten in den Mixtopf geben
und bei 100 Grad / 18 Minuten / Stufe 2 erwärmen.
Abkühlen lassen und umfüllen. Alles eine Woche lang
durchziehen lassen. Dann durch einen Kaffeefilter filtern
und in hübsche Fläschchen füllen. Wie gewohnt
verwenden.

Amla Spülung

Zutaten
500 g Apfelessig
500 g Wasser
10 g Amla Öl

Zubereitung
Alle Zutaten in den Mixtopf geben und bei 100 Grad / 18 Minuten / Stufe 2 erwärmen. Abkühlen lassen und umfüllen. Alles eine Woche lang durchziehen lassen. Wie gewohnt verwenden.

Gesichtscreme

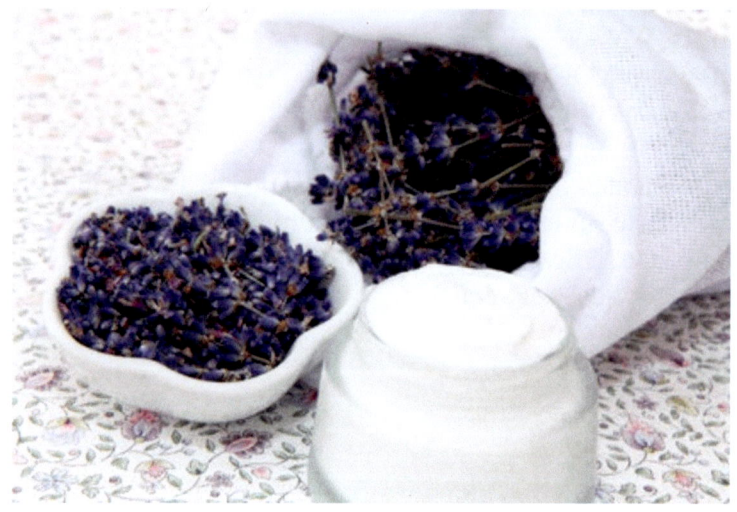

Alle Cremes sind silikonfrei und ohne
Konservierungsstoffe.

Kamillen Creme

Zutaten
15 g Bienenwachs
45 g Lanolin
200 g Weizenkeimöl
150 g Wasser
60 g Kamillenblüten

Zubereitung
Für empfindliche Haut.
150 g Wasser in den Mixtopf einwiegen und 6 Minuten / Stufe 1 erhitzen. Die Blüten hinzugeben und 10 Minuten ziehen lassen. Alles abseihen. Nun die übrigen Zutaten hinzugeben und auf Stufe 5/ 30 Sekunden verrühren. In Glastiegel abfüllen und nicht in die Sonne stellen.

Pfefferminz Creme

Zutaten
15 g Bienenwachs
45 g Lanolin
120 g Weizenkeimöl
200 g Wasser
60 g Pfefferminzblätter getrocknet

Zubereitung
Gegen unreine Haut. Nicht in die Augen schmieren.
150 g Wasser in den Mixtopf einwiegen und 6 Minuten /
Stufe 1 erhitzen. Die Pfefferminzblätter hinzugeben und
10 Minuten ziehen lassen. Alles abseihen. Nun die
übrigen Zutaten hinzugeben und auf Stufe 5/ 30
Sekunden verrühren. In Glastiegel abfüllen und nicht in
die Sonne stellen.

Rosenblätter Creme

Zutaten
20 g Bienenwachs
45 g Lanolin
140 g Weizenkeimöl
200 g Wasser
60 g Rosenblätter

Zubereitung
Für reife Haut. 150 g Wasser in den Mixtopf einwiegen
und 6 Minuten / Stufe 1 erhitzen. Die Rosenblätter
hinzugeben und 10 Minuten ziehen lassen. Alles
abseihen. Nun die übrigen Zutaten hinzugeben und auf
Stufe 5/ 30 Sekunden verrühren. In Glastiegel abfüllen
und nicht in die Sonne stellen.

Birkenblätter Honig Creme

Zutaten
15 g Bienenwachs
50 g Lanolin
120 g Weizenkeimöl
200 g Wasser
60 g Birkenblätter
40 g Bienenhonig

Zubereitung
150 g Wasser in den Mixtopf einwiegen und 6 Minuten / Stufe 1 erhitzen. Die Birkenblätter hinzugeben und 10 Minuten ziehen lassen. Alles abseihen. Nun die übrigen Zutaten hinzugeben und auf Stufe 5/ 30 Sekunden verrühren. In Glastiegeln abfüllen und nicht in die Sonne stellen.

Körperöl

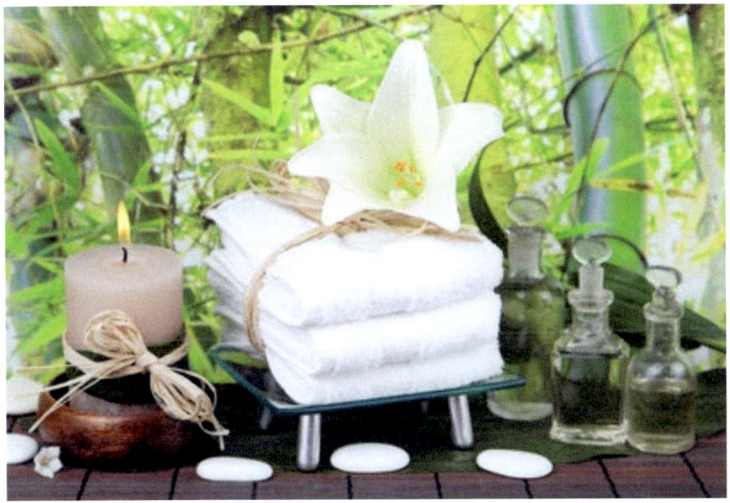

Eine entspannende Massage mit einem wohlriechenden Körperöl ist eine Wohltat für Geist und Seele.

Rosen Körperöl

Zutaten
500 g Mandelöl
100 g Rosenblätter

Zubereitung
Dieses Öl ist besonders für die Reife Haut gedacht.
Das Öl mit den Blättern in den Mixtopf geben. Auf Stufe
2 / 90 Grad/ 10 Minuten erwärmen. In ein Gefäß füllen
und 2 Wochen durchziehen lassen. Abseihen und den
Körper damit einölen.

Lavendel Körperöl

Zutaten
500 g Mandelöl
100 g Lavendelblüten
15 g Lanolin

Zubereitung
Wirkt beruhigend und antiseptisch.
Das Öl mit den Blüten und den Lanolin in den Mixtopf
geben. Auf Stufe 2 / 90 Grad/ 10 Minuten erwärmen. In
ein Gefäß füllen und 2 Wochen durchziehen lassen.
Abseihen und den Körper damit einölen.

Zitronen Körperöl

Zutaten
500 g Mandelöl
100 g Zitronenschalen

Zubereitung
Wirkt porenverengend bei unreiner Haut.
Das Öl mit den Zitronenschalen in den Mixtopf geben.
Auf Stufe 2 / 90 Grad/ 10 Minuten erwärmen. In ein
Gefäß füllen und 2 Wochen durchziehen lassen.
Abseihen und den Körper damit einölen.

Pfefferminz Körperöl

Zutaten
500 g Mandelöl
100 g Pfefferminzblätter getrocknet

Zubereitung
Wirkt erfrischend und belebend.
Das Öl mit den Blättern in den Mixtopf geben. Auf Stufe
2 / 90 Grad/ 10 Minuten erwärmen. In ein Gefäß füllen
und 2 Wochen durchziehen lassen. Abseihen und den
Körper damit einölen.

Deo

Wenn man darüber nachliest, wie krebserregend manches Deo ist, will man schon gar keines mehr benutzen. Das ist jedoch auch nicht so einfach, denn in vielen Situationen kann man es sich ja nicht erlauben, einfach vor sich hinzumüffeln. Deshalb habe ich ein paar gesunde Deos entwickelt.

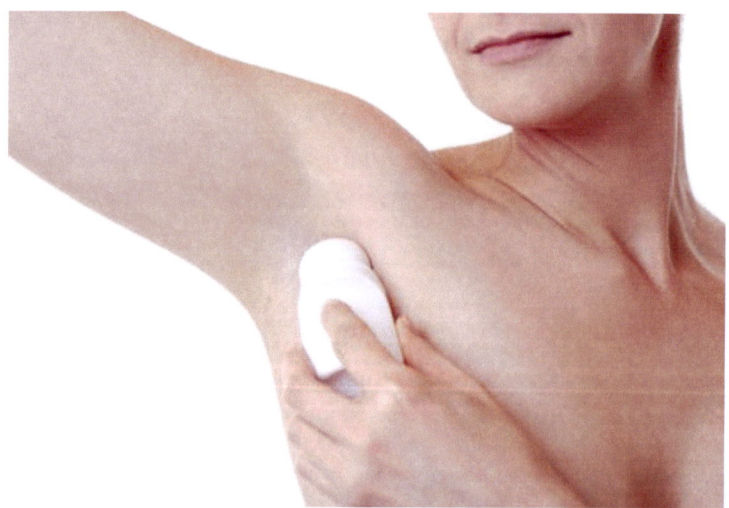

Pfefferminz Deo

Zutaten
200 g Wasser
40 g Pfefferminzblätter
1 TL Natron

Zubereitung
Füllen Sie das Wasser in den Mixtopf. Danach wiegen Sie die Pfefferminzblätter ein. Auf Stufe 2 / 100 Grad/ 9 Minuten erwärmen. 10 Minuten ziehen lassen und abseihen. Abkühlen lassen. Nun einen gehäuften TL Natron einfügen. Alles nochmals 30 Sekunden/ Stufe 5. Im Pumpzerstäuber oder einen Deoroller aufbewahren.

Zitronen Deo

Zutaten
200 g Wasser
40 g Zitronenschale
1 TL Natron

Zubereitung
Füllen Sie das Wasser in den Mixtopf. Danach wiegen Sie die Zitronenschale ein. Auf Stufe 2 / 100 Grad/ 9 Minuten erwärmen. 10 Minuten ziehen lassen und abseihen. Abkühlen lassen. Nun einen gehäuften TL Natron einfügen. Alles nochmals 30 Sekunden/ Stufe 5. Im Pumpzerstäuber oder einen Deoroller aufbewahren.

Pfefferminz Deo

Zutaten
200 g Wasser
40 g Grüntee Blätter
1 TL Natron

Zubereitung
Füllen Sie das Wasser in den Mixtopf. Danach wiegen Sie die Blätter ein. Auf Stufe 2 / 100 Grad/ 9 Minuten erwärmen. 10 Minuten ziehen lassen und abseihen. Abkühlen lassen. Nun einen gehäuften TL Natron einfügen. Alles nochmals 30 Sekunden/ Stufe 5. Im Pumpzerstäuber oder einen Deoroller aufbewahren.

Lavendel Deo

Zutaten
200 g Wasser
40 g Lavendel
1 TL Natron

Zubereitung
Füllen Sie das Wasser in den Mixtopf. Danach wiegen
Sie die Lavendelblüten ein. Auf Stufe 2 / 100 Grad/ 9
Minuten erwärmen. 10 Minuten ziehen lassen und
abseihen. Abkühlen lassen. Nun einen gehäuften TL
Natron einfügen. Alles nochmals 30 Sekunden/ Stufe 5.
Im Pumpzerstäuber oder einen Deoroller aufbewahren.

Vanille Deo

Zutaten
200 g Wasser
Mark einer Vanilleschote
1 TL Natron

Zubereitung
Füllen Sie das Wasser in den Mixtopf. Danach wiegen Sie die Vanille ein. Auf Stufe 2 / 100 Grad/ 9 Minuten erwärmen. 10 Minuten ziehen lassen und danach abkühlen lassen. Nun einen gehäuften TL Natron einfügen. Alles nochmals 30 Sekunden/ Stufe 5. Im Pumpzerstäuber oder einen Deoroller aufbewahren.

Orangen Deo

Zutaten
200 g Wasser
40 g Orangenschale
1 TL Natron

Zubereitung
Füllen Sie das Wasser in den Mixtopf. Danach wiegen Sie die Orangenschale ein. Auf Stufe 2 / 100 Grad/ 9 Minuten erwärmen. 10 Minuten ziehen lassen und abseihen. Abkühlen lassen. Nun einen gehäuften TL Natron einfügen. Alles nochmals 30 Sekunden/ Stufe 5. Im Pumpzerstäuber oder einen Deoroller aufbewahren.

Rosen Deo

Zutaten
200 g Wasser
40 g Rosenblätter
1 TL Natron

Zubereitung
Füllen Sie das Wasser in den Mixtopf. Danach wiegen Sie die Rosenblätter ein. Auf Stufe 2 / 100 Grad/ 9 Minuten erwärmen. 10 Minuten ziehen lassen und abseihen. Abkühlen lassen. Nun einen gehäuften TL Natron einfügen. Alles nochmals 30 Sekunden/ Stufe 5. Im Pumpzerstäuber oder einen Deoroller aufbewahren.

Gesichtswasser

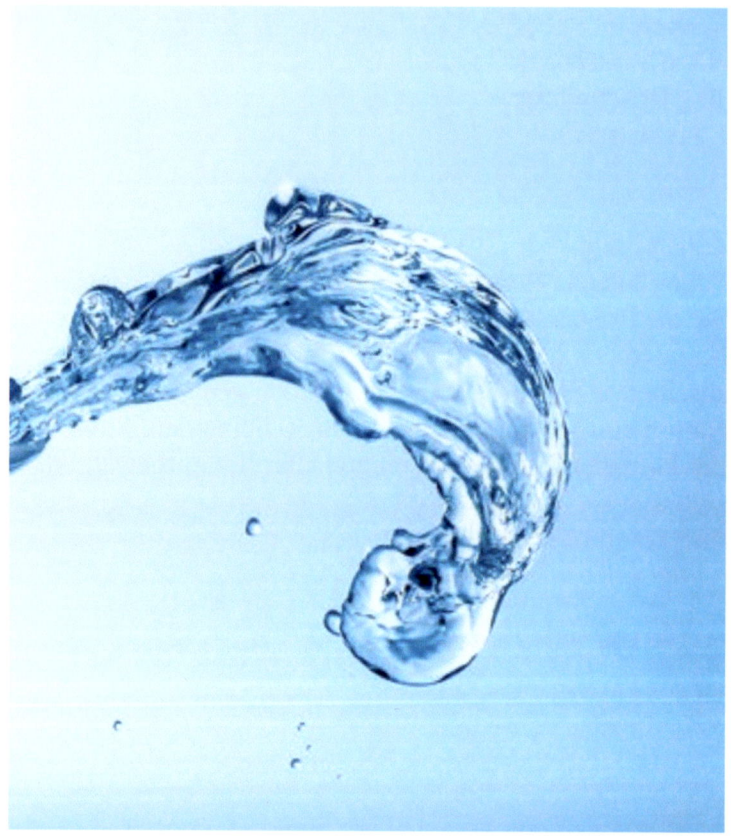

Erfrischendes Gesichtswasser auf natürlicher Basis. Eine gute Gesichtsreinigung ist sehr wichtig. Nur eine gut gesäuberte Haut nimmt beispielsweise die Nährstoffe einer Creme gut auf. Bei verstopften Hautzellen kommt es zu Pickeln oder Ausschlägen. Deshalb habe ich einige Gesichtswasser Kreationen für Sie niedergeschrieben.

Lavendel Gesichtswasser

Zutaten
50 g Apfelessig
150 g destilliertes Wasser
10 g Lavendelblüten

Zubereitung
Das Wasser mit den Lavendelblüten in den Mixtopf
füllen. Auf Stufe 2/ 100 Grad/ 10 Minuten erwärmen. 10
Minuten durchziehen lassen und danach abseihen. Essig
hinzugeben und auf Stufe 5/ 15 Sekunden mischen. Die
Flüssigkeit kann abgefüllt werden.

Pfefferminz Gesichtswasser

Zutaten
50 g Apfelessig
150 g destilliertes Wasser
10 g Pfefferminzblätter

Zubereitung
Das Wasser mit den Pfefferminzblättern in den Mixtopf
füllen. Auf Stufe 2/ 100 Grad/ 10 Minuten erwärmen. 10
Minuten durchziehen lassen und danach abseihen. Essig
hinzugeben und auf Stufe 5/ 15 Sekunden mischen. Die
Flüssigkeit kann abgefüllt werden.

Kamillen Gesichtswasser

Zutaten
50 g Apfelessig
150 g destilliertes Wasser
10 g Kamillenblüten

Zubereitung
Das Wasser mit den Kamillenblüten in den Mixtopf füllen. Auf Stufe 2/ 100 Grad/ 10 Minuten erwärmen. 10 Minuten durchziehen lassen und danach abseihen. Essig hinzugeben und auf Stufe 5/ 15 Sekunden mischen. Die Flüssigkeit kann abgefüllt werden.

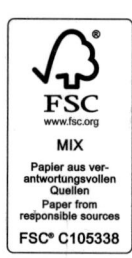

Herstellung und Verlag:
BoD - Books on Demand, Norderstedt
ISBN 978-3-7357-7948-9